ÉTUDE CLINIQUE

DES

FORMES DU CANCER PRIMITIF

DE LA VÉSICULE BILIAIRE

ET EN PARTICULIER

DE LA FORME PSEUDO-PYLORIQUE

PAR

Le Dr Sylvain DESSAIGNE

※

LYON

A. REY, IMPRIMEUR-ÉDITEUR DE L'UNIVERSITÉ

4, RUE GENTIL, 4

1900

ÉTUDE CLINIQUE

DES

FORMES DU CANCER PRIMITIF

DE LA VÉSICULE BILIAIRE

ET EN PARTICULIER

DE LA FORME PSEUDO-PYLORIQUE

INTRODUCTION

Pendant les derniers mois de nos études, en fréquentant la clinique de M. le professeur Bondet, remplacé par M. le professeur agrégé Pic, nous avons pu suivre une malade qui nous avait paru particulièrement intéressante.

Il s'agissait en effet, d'une femme présentant les symptômes de sténose gastrique, quoique le diagnostic de notre maître eût éliminé les causes les plus fréquentes de cette affection, ce que l'autopsie, du reste, est venu confirmer, en nous montrant un cancer développé au dépens de la vésicule biliaire.

Ce n'est pas là un fait nouveau que l'obstacle au cours des aliments soit dû à une lésion de la vésicule.

Les travaux de M. Bouveret, la thèse d'Alex sur les sténoses pyloriques d'origine biliaire, celle de Marchais (Paris 1898) ont montré la fréquence de la sténose dans les cas de lithiase biliaire, mais à côté de ce complexus symptomatique, nous croyons qu'il en existe un autre absolument comparable, dans lequel la vésicule au lieu d'être calculeuse est cancéreuse. C'est ce que nous nous proposons de montrer dans cette étude.

Dans ce but, après avoir donné un court historique

des travaux qui ont été fait sur le cancer de la vésicule biliaire, nous étudierons rapidement, au point de vue anatomique, les rapports de cet organe avec les autres viscères abdominaux, afin de mieux faire comprendre le mécanisme par lequel peut se produire la symptomatologie de la sténose.

Nous exposerons ensuite les observations que nous avons pu recueillir en parcourant la littérature médicale et nous essaierons d'en dégager la forme clinique que nous nous proposons d'étudier.

Mais, avant de commencer cette étude, nous tenons à nous acquitter envers M. Pic, professeur agrégé, médecin des Hôpitaux, qui a bien voulu nous inspirer ce travail. Nous l'en remercions vivement et le prions de croire à notre profonde reconnaissance.

M. le professeur Soulier a bien voulu accepter la présidence de notre thèse. C'est un honneur dont nous sentons tout le prix et que nous n'aurons garde d'oublier.

Merci à tous nos maîtres, en particulier, MM. les professeurs Bondet, Poncet, Renaut, ainsi qu'à M. Bouveret, médecin des Hôpitaux, dont nous avons été le stagiaire assidu.

ÉTUDE CLINIQUE

DES

FORMES DU CANCER PRIMITIF

DE LA VÉSICULE BILIAIRE

ET EN PARTICULIER

DE LA FORME PSEUDO-PYLORIQUE

CHAPITRE PREMIER

HISTORIQUE

L'étude du cancer de la vésicule biliaire est de date récente ; cette affection semble en effet avoir passé inaperçue jusqu'à la dernière moitié de ce siècle. Morand, en 1757, Mareschall avaient bien rapporté des cas, où la vésicule semblait avoir été le point de départ d'un cancer, mais leurs observations n'avaient pas attiré l'attention des cliniciens.

En 1838, Durand-Fardel publie quelques cas de cancer primitif de la vésicule et, en 1840 il pouvait encore dire, dans les *Archives générales de médecine* : « On n'a jamais écrit, que je sache, dans l'histoire des maladies des voies biliaires le cancer de la vésicule du fiel, limité à cette poche, sans altération organique du foie lui-même. Cependant cette circonstance a dû se présenter plusieurs fois à l'observation, puisque dans un assez court espace de temps j'ai rencontré trois fois une affection de la vésicule, sans que la structure du foie ne fût aucunement altérée. »

Cruveilhier, à propos de la pathologie de la vésicule, en mentionne les néoplasies, mais n'entre pas dans le détail des faits.

Quant au cas de Baillie, cité par Littré dans le *Dictionnaire de médecine*, il se serait agi de tuberculose et non de tumeur cancéreuse.

A partir de cette époque les observations se multiplient. Notta le premier fait l'étude histologique des tumeurs de la vésicule biliaire et les études qui suivent montrent la fréquence des tumeurs malignes. Albert signale un fibrome du tissu sous-muqueux de la vésicule, Von Schüppel, un myxome. Ce sont les quelques rares cas où la tumeur n'a pas revêtu la forme épithéliale. Les travaux de Villard *(Bull. de la Soc, anat.*, Paris, 1869), les thèses de Bertrand (Paris, 1870), d'Hauteville (Paris, 1873), la thèse d'agrégation de Dénucé (Paris, 1886) montrent tous la nature cancéreuse de la tumeur.

D'autre part, au cours de leurs travaux, un fait avait frappé les observateurs : la fréquence de la lithiase coïncidant avec les tumeurs de la vésicule. Depuis la la présentation, par Rippol, d'un cancer de la vésicule biliaire, à la Société anatomique, les observations se multiplient faisant naître d'intéressantes discussions sur la préexistence du cancer à la lithiase ou de la lithiase au cancer ; et depuis ce moment, il n'est plus question que de savoir si le cancer est dû à la lithiase :

théorie de la lithiase careinogène, c'est l'opinion la plus généralement admise, soutenue par Stillen, Murchisson, Von Schüppel, Courvoisier, Bernard (thèse de Lyon, 1897), tandis que Durand-Fardel, Demarquay, Lebert, Cornil et Ranvier, Morin, Lancereaux, prétendent que les calculs trouvés aux autopsies sont secondaires au cancer et dûs à la stagnation de la bile, qu'il s'agisse des calculs durs de la lithiase ordinaire, ou des calculs mous, décrits par Lancereaux dans la *Semaine médicale*, de 1888.

Quoi qu'il en soit, malgré les nombreux travaux qu'a suscité le cancer de la vésicule biliaire, le diagnostic en est resté encore fort difficile, et il n'est pas rare de voir prendre cette lésion pour celle d'un autre organe.

C'est là un fait qui n'a rien d'étonnant, si l'on veut bien se rappeler l'anatomie topographique de cet organe. Sa situation dans l'abdomen, la facilité avec laquelle elle peut subir des déplacements, le peu de résistance des organes voisins, d'autre part, l'importance même de ces organes, sur lesquelles toute lésion et en particulier les néoplasies de la vésicule biliaire peuvent retentir au point de masquer complètement l'affection initiale, et de simuler, soit une tumeur du foie, soit un cancer du pancréas, et peut-être plus souvent encore une tumeur du pylore, expliquent bien les difficultés du diagnostic.

C'est cette dernière forme, où le cancer de la vésicule biliaire retentit plus particulièrement sur le pylore ou le duodénum que nous nous proposons d'étudier plus spécialement.

CHAPITRE II

RAPPORTS DE LA VÉSICULE. — DU CANCER DE LA VÉSICULE EN GÉNÉRAL

A. Rapports de la vésicule.

Dans cette rapide étude, nous examinerons surtout la vésicule, au point de vue de ses rapports avec les organes voisins, en insistant surtout sur ceux qu'elle peut avoir avec le duodénum et le gros intestin.

Logée dans la fossette cystique, sur la face inférieure du foie, la vésicule biliaire affecte la forme d'une poire, à grand axe dirigé en avant et en bas, de telle façon que le fond de cette poche réponde à peu près au bord antérieur du foie, sous la paroi abdominale, et fasse saillie au niveau de l'échancrure qu'il présente à cet endroit. En général, le bord antérieur de la vésicule dépasse le bord antérieur du foie, mais il peut rester en arrière complètement inaccessible à la palpation, la vésicule étant même à l'état de distension.

Néanmoins, le plus souvent, on peut par la palpation se rendre compte de l'état de la vésicule. Les auteurs ne sont pas complètement d'accord lorsqu'il s'agit des points de repère pour cette recherche. D'après Sappey, le fond de la vésicule correspond à la partie moyenne du rebord des fausses côtes droites, derrière lesquelles il se trouve situé dans la position horizontale, et qu'il tend au contraire à déborder dans l'attitude verticale ou assise. Cruveilhier, Calot, Testut, placent le fond le la vésicule au voisinage de l'extrémité antérieure de la dixième côte, et sur le bord externe du muscle grand droit. « Néanmoins, dit Freirichs, on ne doit pas oublier que la situation de la vésicule change dans les déplacements du foie, qu'elle est variable suivant que le déplacement porte davantage sur le lobe gauche ou sur le lobe droit, enfin que l'on trouve la vésicule sur la ligne blanche dans certains cas, au voisinage de la ligne axillaire dans l'autre. »

Donc, si normalement la vésicule correspond au voisinage de la dixième côte, il faut bien reconnaître que cette situation peut changer considérablement et que les différents procédés d'exploration devront être employés avec le plus grand soin, dès qu'on soupçonnera une lésion de cet organe.

Si l'extrémité antérieure ou fond de la vésicule répond à la paroi abdominale, l'extrémité postérieure au contraire est complètement inaccessible à l'exploration directe.

Elle se continue sans ligne de démarcation bien nette avec le canal cystique qui est plus ou moins flexueux jusqu'à son abouchement dans le cholédoque.

Après avoir tapissé la face inférieure du foie, le péritoine, se réfléchit sur le bord antérieur de cet organe pour revêtir sa face inférieure. Il rencontre la vésicule, se réfléchit de façon à la recouvrir en passant au-dessous d'elle et à l'appliquer contre la fossette cystique. Toute la partie libre de la vésicule est enveloppée d'un feuillet péritonéal. Le fond, la face inférieure et les deux faces latérales sont donc revêtues par la séreuse, qui au niveau de l'insertion hépatique, se réfléchit pour continuer son trajet sur la face inférieure du foie, en formant deux culs-de-sac latéraux. Arrivé au col de la vésicule, le péritoine change de direction, pour se porter sur le duodénum, en formant le feuillet antérieur de l'épiploon hépato-duodénal.

Le col est tantôt compris dans cet épiploon, tantôt relié à la face inférieure du foie par un véritable méso. Le col et le canal cystique sont donc complètement entourés par le péritoine, tandis que la séreuse ne forme à la vésicule qu'un revêtement incomplet.

Voyons maintenant le trajet du duodénum. Au point de vue anatomique, Testut le divise en quatre portions ; nous préférons, néanmoins, ce qui répond bien mieux à la physiologie de cet organe et aux faits cliniques, l'ancienne division en trois parties : une première allant jusqu'à l'ampoule de Vater, une deuxième ou péri-vatérienne, au niveau de cet ampoule et, enfin, une troisième ou portion sous-vatérienne, au dessous de l'ampoule. De l'extrémité pylorique de l'estomac, le duodénum se dirige tout d'abord à droite, en haut et en arrière jusqu'au col de la vésicule. Là, il s'infléchit brusquement et descend verticalement le long de la tête du pancréas. Arrivé à la partie inférieure de celle ci, il se porte alors de droite à gauche.

Au niveau de sa première portion, le duodénum

recouvre la tête de pancréas, dont il est d'abord séparé par l'arrière cavité des épiploons, tandis que, plus loin, il lui adhère par un tissu conjonctif court et solide. D'autre part, la première portion du duodénum est entourée en grande partie par le péritoine et donne naissance à deux ligaments : l'un, qui s'insère sur sa paroi postérieure, ligament duodéno-hépatique ; l'autre, sur son bord inférieur, ligament duodéno-colique. Grâce à cette disposition, la première portion du duodénum présente une certaine mobilité. Elle peut être entraînée par les déplacements du canal pylorique.

Quels sont les rapports de ces différents organes entre eux ? Tout d'abord les rapports avec le côlon. Rappelons que ce dernier suit constamment les déplacements du foie au niveau de l'angle droit. Dans ces différents déplacements, le vésicule se trouve en rapport soit avec le côlon transverse, soit avec la face externe et postérieure du côlon ascendant. En arrière du côlon, on trouve le duodénum, dont les rapports avec la vésicule sont à peu près constants, ce qui s'explique facilement par la présence de l'épiploon hépato-duodénal qui réunit ces deux organes.

Suivant Testut, la vésicule correspond au coude du duodénum et cet auteur fait remarquer que, suivant qu'elle se déplace, en dedans ou en dehors, elle se mettra en contact dans le premier cas avec la première portion duodénale, dans le second avec le côlon ascendant.

Sappey, Gruveilhier, Jonnesco, Raynal (Th. Toulouse) disent avoir toujours vu la vésicule en rapport avec cette partie de l'intestin appelée la « courbure initiale du duodénum. »

Le duodénum croise la vésicule soit obliquement, soit transversalement ; dans certains cas, il lui est parallèle, et il n'est même pas rare de voir la vésicule se rapprocher du pylore et répondre au pylore lui-même ou même à la portion de l'estomac voisine de cet orifice.

Le fait à retenir, et que tous les auteurs sont unanimes à reconnaître, c'est la constance de la contiguïté ou mieux du contact du duodénum et de la vésicule, soit au voisinage du col, soit au niveau du col lui-même, sur une plus ou moins grande étendue. Aussi comprenous-nous très-bien qu'une lésion inflammatoire ou néoplasique puisse venir exagérer ces rapports, en déterminant une réaction péritonéale qui, par les adhérences qu'elle fera naître, changera complètement l'allure de l'affection primitive.

B. **Du cancer de la vésicule en général.**

Affection relativement rare, l'épithelioma de la vésicule biliaire, difficile à diagnostiquer pendant la vie et souvent aussi à reconnaître après la mort, exige une étude attentive et sérieuse. Il n'est pas toujours facile en effet, même à une autopsie, de savoir si l'on est en présence d'une néoplasie ayant débuté par le foie et englobé la vésicule ou d'un épithélioma de celle-ci ayant envahi le foie.

D'autre part, il n'est pas rare de voir attribuer cette même affection pendant la vie, à des organes voisins, pylore (obs. III. V et VI), duodénum, pancréas, rein, etc.

Qu'il affecte le type cylindrique ou le type à cellules polyédriques, le cancer de la vésicule, contrairement à celui du foie, est le plus souvent primitif.

On le rencontre presque uniquement chez la femme et à l'époque de la ménopause, de quarante-cinq à soixante ans.

Quoique trois de nos observations ne signalent pas l'existence de calculs, il est à peu près généralement admis aujourd'hui, qu'en dehors de l'hérédité et des différentes causes invoquées comme prédisposantes au cancer, la lithiase aidée par la constriction du corset joue ici un rôle considérable.

Pendant la période de début, le cancer n'a pas de symptômes bien nets. « Le plus souvent, dit Villard, ses signes sont vagues, indéterminés, et plus tard, lorsqu'ils se sont développés, ils présentent un tel caractère de généralité et sont parfois accompagnés de phénomènes si insolites, qu'ils peuvent mettre en défaut l'expérience la plus consommée. »

Pour Morin (thèse de Paris, 1891), il existe deux types cliniques distincts : un type hépatique et un type biliaire. Le premier correspond à des lésions minimes de la vésicule avec envahissement du foie sur une zone étendue ; le second à des lésions dominantes des voies biliaires, vésicule et canaux, et entraînant les symptômes de l'obstruction biliaire. D'après nos observations nous pourrions y ajouter une troisième forme où le syndrome pylorique est assez bien caractérisé pour donner le change, comme nous allons le voir, à des cliniciens expérimentés.

Quoi qu'il en soit, les symptômes les plus habituels sont les troubles digestifs, la douleur dans l'hypocondre droit, l'ictère, la présence d'une tumeur, et enfin, dans les periodes ultimes du mal, la cachexie commune à tous les cancers.

Les troubles digestifs sont précoces, l'anorexie, le dégoût pour certains aliments, la constipation sont des phénomènes constants. Peu marqués au début, ils prennent peu à peu une importance de plus en plus grande si bien que l'attention se porte exclusivement sur l'estomac ou l'intestin. Parfois des vomissements se produisent, et pour von Schüppel, ils seraient dus à la compression du duodénum, comme l'ictère est du à l'obstruction du cholédoque ou du canal hépathique.

La douleur manque rarement et n'a pas de type particulier. Tantôt sourde, profonde, continue, elle donne au malade la sensation d'une constriction, d'un poids sur la région hépatique ou épigastrique ; tantôt vive, aiguë, lancinante, avec irradiation vers l'épaule droite, exagérée à la moindre pression, au moindre mouvement, elle peut alors simuler la colique hépatique. Néanmoins, il est rare, malgré la fréquence des calculs, dans le cancer, de voir une crise de colique hépatique nette. Ce sont des pseudo-coliques hépatiques le plus souvent. D'ailleurs « l'obstruction des canaux excréteurs par les productions cancéreuses, les altérations des parois vésiculaires expliquent bien, dit Villard, la rareté des migrations calculeuses régulières ».

L'ictère est un phénomène fréquent. Il se montre, tantôt au début, comme symptôme initial, et s'accentue alors, chaque jour davantage : tantôt il survient brusquement, au cours de la maladie. Une fois établi, l'ictère se fonce de plus en plus, sans toutefois arriver à l'aspect bronzé qu'offre l'ictère pancréatique, si le pancréas n'est pas lui-même le siège de noyaux secondaires. C'est un ictère par rétention, dû à la compression ou à l'obstruction des voies biliaires par les masses cancéreuses. D'où le syndrome habituel de l'ictère par rétention, démangeaisons, selles décolorées, urines rares.

Durand-Fardel signale encore des accès de fièvre intermittente ou mieux rémittente, dus à l'obstruction des conduits vecteurs de la bile. Il s'agit probablement dans ces cas d'obstruction déterminant un certain degré d'angiocholite.

A ces symptômes fonctionnels, viennent s'ajouter les signes physiques, qui prennent une grande importance. La plupart des auteurs signalent la présence d'une tumeur dans l'hypocondre droit ; fréquemment elle a été rapportée au pylore, au duodénum, au foie.

Nous savons, en effet, avec quelle facilité la vésicule peut se déplacer, et combien sont peu sûrs les points de repère indiqués pour l'explorer.

Le plus souvent, néanmoins, l'examen physique de l'hypocondre droit permet de reconnaître l'existence d'une tumeur globuleuse, de volume variable, de consistance ferme se continuant avec le foie, mobile avec les mouvements respiratoires. Pour s'assurer qu'une tumeur appartient bien à la vésicule, renseignement très important au point de vue de la conduite à tenir, J.-W. Tawlor donne le procédé suivant : « Si on tire une diagonale du point où est situé le fond de la vésicule, près de la naissance du cartilage de la dixième côte droite, au côté opposé de l'abdomen, en croisant la ligne médiane, un peu au-dessous de l'ombilic, on aura l'axe suivant lequel se développera la vésicule augmentée de volume. »

Pour Murchisson, « l'augmentation de la vésicule biliaire par le fait du cancer présente les caractères suivants :

« 1° Il y a une tumeur dure, quelquefois nodulée, grosse comme une orange, dans la région de la vésicule biliaire. Parfois, la tumeur est un peu molle au centre, par suite du ramollissement de la matière cancéreuse ou parce que le cancer siège principalement au col, tandis que le fond contient le liquide ;

« 2° Elle est adhérente et non mobile ;

« 3° Elle est sensible à la pression et est ordinairement le siège de fortes douleurs lancinantes ;

« 4° Son développement peut être rapide. Assez souvent il y a des antécédents de coliques hépatiques ;

« 5° L'ictère est un symptôme fréquent dû à l'extension du cancer au cholédoque ;

« 6° Des communications fistuleuses avec le canal digestif, et particulièrement le côlon, ne sont pas rares. Aussi le passage d'un gros calcul avec ou sans hémorragie par l'anus accompagnant une tumeur ayant les caractères précédents confirmeront plutôt qu'elles n'infirmeront le diagnostic de cancer. »

On observe fréquemment une ascite tantôt peu abondante, tantôt assez marquée et due à la péritonite cancéreuse.

L'œdème des jambes est très fréquent mais se rencontre dans tous les cas de cancer viscéral. La diminution des urines, fréquente à une période avancée de la maladie est un signe de fâcheux augure, parce qu'elle indique un ralentissement de la fonction rénale, et une aggravation de l'intoxication biliaire.

Enfin, la maladie aboutit rapidement à la cachexie cancéreuse qui, ici, n'offre encore rien de spécial.

Souvent le cancer ne reste pas limité à la vésicule.

L'extension se fait soit du côté du foie, où elle détermine le plus souvent des noyaux cancéreux secondaires, soit du côté du péritoine.

La propagation péritonéale affecte une forme particulière. Elle se traduit par des fausses membranes qui sont ou non parsemées de nodosités cancéreuses et c'est ainsi que la vésicule arrive à contracter des adhérences avec les organes voisins, de sorte que, dit Rendu « l'épithéliome de la vésicule biliaire offre les caractères d'une lésion en partie locale à évolution relativement lente, d'apparence squirrheuse, qui reste d'abord circonscrite à la vésicule ou à son voisinage immédiat, avant de se disséminer plutôt par contiguité que par généralisation veineuse. La malignité tient moins à sa puissance de dissémination qu'à la région où elle se développe et paraît se rattacher à une cause irritative, la lithiase ».

Il est assez difficile de préciser la durée de la maladie, les symptômes du début étant assez mal caractérisés.

Néanmoins, l'évolution est rapide et le malade succombe en un ou deux ans, le plus souvent beaucoup plus tôt, soit par suite des progrès de la cachexie, soit par suite d'une complication, cholémie, infections biliaires, péritonite, perforation de la vésicule.

Tels sont rapidement exposés les principaux symptômes du cancer de la vésicule. Comme on le voit, ils n'ont rien de caractéristique. La présence même de la tumeur dans l'hypocondre droit à laquelle les auteurs attachent le plus de valeur, peut même manquer soit par suite du déplacement de la vésicule, soit par suite du peu de volume que cette tumeur peut avoir, ainsi qu'en témoigne l'observation VIII où le néoplasme était si limité que, même à l'autopsie, il était assez difficile de la retrouver.

CHAPITRE III

OBSERVATIONS

A. Le cancer revêt la forme du cancer intestinal

Nous rapportons tout d'abord trois observations où le cancer biliaire a revêtu une forme particulière, celle d'un cancer intestinal. Dans certains cas, en effet, en raison des rapports qui existent entre la vésicule et le côlon, comme nous l'avons vu en étudiant l'anatomie de la vésicule, le cancer peut retentir d'une façon particulière sur l'intestin. Nous n'avons pas trouvé, comme dans la forme suivante, des phénomènes de sténose du pylore. Les adhérences se sont surtout produites au niveau du gros intestin. Celles qu'on a signalées sur le duodénum étaient encore lâches et assez faciles à rompre. Aussi, nous sommes portés à croire que la rapidité avec laquelle la maladie a évolué n'a pas laissé le temps nécessaire pour que le retrécissement au niveau du duodénum produise la sténose pylorique et donne à la maladie l'aspect que nous décrivons plus loin.

D'autre part, les vomissements ont été d'une intensité et d'une persistance telles qu'aucun aliment n'était supporté par l'estomac. Le séjour des aliments dans la cavité gastrique étant très court, la dilatation n'a pu se produire, puisque la rétention alimentaire, cause essentielle de l'ectasie stomacale, a fait défaut dans ces cas.

Nous avons donc eu affaire, dans ces cas, à des cancers de la vésicule, s'écartant beaucoup du type ordinaire.

Ici, en effet, les symptômes dominants ont été ceux d'une obstruction persistante de l'intestin. Les vomissements n'ont jamais eu le caractère fécaloïde, il est vrai, mais leur intensité a été telle que l'issue fatale de malades peut être attribuée bien plutôt au défaut d'alimentation, à la cachexie, qu'à l'envahissement, par la néoplasie, des autres viscères.

La palpation de l'abdomen, dans ces cas, ne donne que peu de renseignements,

On sent parfois une tumeur, mais la vésicule peut subir de nombreux déplacements et il est facile de commettre des erreurs en pareil cas, d'autant plus que la douleur elle-même n'est pas toujours facile à localiser et s'étend à tout l'abdomen.

La présence de cette tuméfaction, la cachexie, le météorisme, la persistance de l'aspect à peu près normal des fèces, leur rareté, la variabilité de l'ictère, l'intégrité des organes du petit bassin font penser bien plus à un néoplasme intestinal qu'à un cancer de la vésicule.

Néanmoins, nous pourrons éliminer assez facilement l'hypothèse d'un cancer intestinal.

En effet, le mæléna, la diarrhée sanguinolente fréquents dans le cancer intestinal, ne sont signalés nulle part, dans le cancer biliaire. L'absence des gan-

glions de l'aine et de la fosse iliaque, est d'un précieux
secours.

Les vomissements ne prennent pas l'aspect fécaloïde.
D'ailleurs la présence de l'ictère au début fera tout de
suite songer à un obstacle, au cours de la bile, siégeant
soit au niveau des vaisseaux biliaires, soit au niveau du
foie lui-même.

OBSERVATION I (résumée).

The Lancet, London, 1877.

J. E..., valet de chambre, cinquante ans, rentre le 5 juillet
souffrant de dyspepsie et d'ictère depuis trois semaines. Les
vomissements et l'amaigrissement s'y ajoutèrent bientôt et alors
on put sentir deux tumeurs, une à la partie inférieure de l'épigastre, près des cartilages costaux droits, l'autre sous les fausses
côtes dans l'hypocondre droit, toutes les deux extrêmement
douloureuses, spontanément et à la pression. L'ictère persiste
et les vomissements sont si intenses qu'aucun aliment n'est
gardé.

Constipation opiniâtre malgré les lavements.

L'amaigrissement et la faiblesse augmentent jusqu'à la mort qui
survint six semaines après son entrée.

À l'autopsie, on trouve une tumeur qui se continue avec le
pylore, et la tête du pancréas.

Celle qu'on sentait sous l'hypocondre droit était la vésicule
très distendue et débordant le foie. Le canal cystique et le canal
hépatique étaient imperméables. Le foie atrophié sans aucun
noyau cancéreux. Rien aux autres organes. L'extrémité inférieure de la vésicule était épaissie et ulcérée.

OBSERVATION II (résumée).

Rouglé et Pilliet, *Bull. de la Soc. anat.*, nov. 1894.

C. T.), femme de D..., âgée de cinquante ans, sans profession, entre le 11 septembre 1894.

Antécédents. — Jamais de maladies dans l'enfance, une bronchite qui a duré quelques mois, il y a vingt ans. Plusieurs crises de coliques hépatiques.

Etat actuel. — Ictère très prononcé ; coloration jaune safran. Douleurs à l'hypocondre droit. Pigment biliaires dans les urines. On porte le diagnostic de lithiase biliaire et d'ictère par obstruction calculeuse du canal cholédoque.

Passage en chirurgie.

A son entrée, ictère très manifeste, conjonctives très colorées. Douleur à l'épigastre et dans l'hypocondre droit, sourde, continuelle, avec nausées, vomissements. Ventre augmenté de volume dans la région de l'hypocondre droit. A la palpation, on sent une tuméfaction descendant jusqu'à deux travers de doigt de l'ombilic ; tuméfaction qui se continue avec la matité hépatique et donne une matité totale de près de 20 centimètres. On délimite nettement le bord inférieur de la tumeur à la palpation ; sa partie la plus saillante répond à la région de la vésicule biliaire, sur la ligne mamelonnaire droite, mais elle se continue à droite et à gauche avec le bord inférieur du foie, sans constituer une masse arrondie et indépendante, comme dans le cas de dilatation de la vésicule biliaire. La tuméfaction est dure, régulière, sans nodosité. La région est très douloureuse à la palpation. Point douloureux au niveau du creux épigastrique. Rate de volume normal. Pas d'ascite, pas de circulation veineuse collatérale. Poumons sains. La matité hépatique remonte plus haut que normalement et empiète sur la base du poumon droit, limitée par une ligne de matité à concavité inférieure.

Urines. — Rares, pigments biliaires. Ni sucre, ni albumine.

Selles. — Rares, constipation opiniâtre. Après deux purgations, la malade rend avec un lavement des matières liquides, d'une coloration jaune moutarde anglaise.

Deux petits ganglions durs et mobiles dans le creux sus-claviculaire gauche.

Etat général mauvais, grande faiblesse, langue rouge un peu sèche, muguet.

Vomissements incessants, malgré des applications de glace et de cataplasmes laudanisés sur l'épigastre et l'hypocondre droit. Le lait, le champagne coupé et glacé sont rendus presque aussitôt après leur ingestion. Deux potions de Todd par jour.

La malade n'a jamais présenté de crises nettes de colique hépatique depuis son entrée. Ictère très variable, tantôt très prononcé, tantôt presque effacé. Pas d'intervention, à cause de l'état général.

En présence de cette tuméfaction, de la cachexie, de la décoloration incomplète seulement des matières et de l'état variable de l'ictère, on pense à un néoplasme du foie ou des voies biliares.

La malade refuse toute espèce de nourriture à cause des vomissements très pénibles qu'elle entraîne, s'affaiblit de plus en plus, malgré des lavements nutritifs.

Le 14 elle tombe dans le coma. Mort le 16, à 5 heures du soir.

Autopsie. — Faite 26 heures après la mort. L'ouverture de l'abdomen montre que le foie est relié au péritoine par des adhérences nombreuses. Une masse blanche, arrondie, du volume d'un poing d'adulte, déborde au-dessous du foie à la place de la vésicule. Cette masse est reliée au côlon et au paquet intestinals par des adhérences fibreuses assez solides. Le foie étant enlevé, on constate que la vésicule est transformée en une masse de tissu encéphaloïde à centre ramolli, faible et creusée d'une cavité remplie de caillots sanguins. Il n'existe pas de noyaux secondaires dans le foie. Les voies biliaires intra-hépatiques sont dilatées. La bile coulait dans l'intestin. Rien aux autres organes.

L'examen histologique montre qu'il s'agissait d'un cancer épithélial, constitué par des boyaux de cellules polyédriques, étroits, extrêmement menus, anastomosés et rappelant la forme squirrheuse du cancer.

OBSERVATION III (résumée).

Leroux, interne des hôpitaux, *Bull. soc. anat.*, Paris, 1879.

Cancer de la vésicule biliaire, propagée au foie.
Lithiase. — Cholécystite purulente.

X... soixante ans, blanchisseuse, entre le 27 août 1879, à Saint-Antoine, service du Dr Fernet, suppléé par le Dr Troisier.

Entre pour ictère très prononcé, accompagné de troubles digestifs et de cachexie.

Bonne santé jusqu'à ces derniers temps. Rien dans les antécédents. Pas de jaunisse ni de coliques hépatiques, cinq enfants.

Depuis deux mois seulement elle a ressenti des douleurs au niveau de l'hypocondre droit, au-dessous du rebord costal. Ces douleurs restèrent localisées en ce point pendant un mois, puis s'étendirent à tout l'abdomen qui se ballonne. L'ictère débutant par la face, s'étend graduellement à toute la peau en augmentant d'intensité. Depuis huit jours, œdème des jambes.

Pendant ce temps, la malade a éprouvé divers troubles des voies digestives : anorexie, flatulence stomacale, nausées, vomissements alimentaires et constipation. Amaigrissement très prononcé.

État actuel. — Ictère jaune, généralisé, moins intense aux jambes. Langue rouge, humide. Inappétence, soif vive, vomissements.

Météorisme abdominal, empêchant de préciser la limite du foie. Un peu de liquide dans le péritoine. Pas d'altération des organes du petit bassin. Urines brun acajou. L'acide nitrique y révèle la présence des pigments biliaires. Pouls petit, régulier.

Membres inférieurs œdématiés. Cachexie avancée. On fit à ce moment le diagnostic de cancer du foie consécutif à un cancer latent de l'estomac ou de l'intestin. Compression du canal cholédoque par la néoplasie.

8 septembre. — Ballonnement abdominal plus prononcé. Oppression assez vive attribuée au liquide péritonéal qui a augmenté de plus en plus. Urines rares.

Paracentèse, issue de 2 litres 5o de liquide gris verdâtre, coagulable par la chaleur et l'acide azotique. On constate alors que le foie déborde de 2 travers de doigt les fausses côtes.

Autopsie. — Ascite 4 à 5 litres. La face inférieure du foie adhère à sa partie moyenne et antérieure, au tiers droit du côlon transverse et à la partie postérieure du duodénum. Néanmoins on peut séparer ces organes. Canal hépathique libre, canal cystique imperméable, vésicule remplacée par une poche de la grosseur d'un œuf de dinde, adhérant au côlon, 2oo grammes de fins et nombreux calculs. Parois épaissies, indurées, d'aspect squirrheux, ni ulcères, ni végétations à l'intérieur. Elle se continue dans l'intérieur du foie avec une zone de 1 à 2 centimètres d'épaisseur, au niveau de laquelle on constate les caractères extérieurs et la structure du tissu cancéreux. A peu de distance, 4 noyaux cancéreux, isolés de la zone précédente. Grand épiploon également infiltré. Cœur petit, mou, poumons congestionés aux bases. Tous les organes présentent une teinte ictérique.

L'ictère est un phénomène habituel, mais comment l'expliquer dans ce cas. Il reconnaît sans doute, pour cause, l'oblitération des canaux biliaires. Cette oblitération serait alors le fait de la compression exercée sur le cholédoque par la tumeur développée au niveau des parois de la vésicule.

Péritonite généralisée, cause de la mort.

B. **Le cancer revêt la forme pseudo-pylorique**.

A côté du type clinique de cancer de la vésicule biliaire que nous venons d'étudier, nous devons en

placer un autre beaucoup plus fréquent et plus inté-
ressant, qui résulte comme le type intestinal des rapports même de la vésicule avec un organe voisin : le
duodénum. Dans ce qui va suivre, nous exposerons
donc quelques observations où le cancer biliaire a revêtu
une forme plus spéciale, celle du cancer du pylore avec
ses symptômes les plus habituels : troubles gastriques,
vomissements, dilatation stomacale.

Mais avant de commencer cette étude, nous ferons
remarquer que le point de départ de la sténose, qui est
ici le phénomène dominant, avec la cachexie commune
à tous les cancers viscéraux, est encore très difficile à
déterminer.

A la Société de médecine de Berlin, Boas (1891) fait
remarquer que la sténose de la partie supérieure du
duodénum est équivalente à la sténose pylorique. M. Pic
(*Revue de Médecine*, 1896), à propos du cancer du duodénum, fait ressortir la difficulté du diagnostic. « Au
point de vue symptomatique, dit Alex (th. de Lyon,
1896), on ne saurait faire de distinction entre l'oclu-
sion ou la compression produite au niveau du pylore
même et celle qui survient dans la partie du duodénum
située au-dessus de l'ampoule de Water. Les symptômes en sont identiques », et il est facile de s'en rendre
compte si l'on se rappelle que le pylore est en contact
avec le corps de la vésicule, que le duodénum est en
contact non seulement avec le corps de la vésicule,
mais avec le col, le canal cystique et le cholédoque qui
chemine le long de sa portion descendante, jusqu'au
moment où il la perfore pour se terminer dans l'ampoule de Water.

Dès lors, on comprend très bien qu'un obstacle au cours des aliments, situé au-dessus de cette ampoule donnera les mêmes symptômes que celui siégeant au niveau du pylore même. Le chyme stomacal n'a pas encore subi, à ce niveau, l'action des sucs intestinaux ; l'examen des vomissements ne pourra donner aucun renseignement sur le siège de l'obstacle.

OBSERVATION IV (résumée).

Transactions of the pathological Society of London, 1880.
Case of cancer of the gall bladder, by Normann Moore.

La malade est une femme de cinquante-neuf ans, soignée par le Dr Andrew, à l'hôpital Saint-Barthélemy.

Elle remarqua, il y a cinq ans, au niveau de l'abdomen, une tumeur qui alla en augmentant. Elle n'en ressentit aucun trouble jusqu'aux quatre dernières semaines avant son entrée.

A ce moment, on sentait une tumeur dure près du foie, et, trois semaines avant sa mort, le Dr Andrew nota une dilatation de l'estomac qu'on put vérifier après la mort.

Autopsie. — On trouve une portion du pylore et la partie initiale du duodénum adhérents à la vésicule biliaire.

La vésicule est infiltrée par une masse cancéreuse. Elle contient quatre gros calculs et plusieurs plus petits.

Le duodénum était comprimé et ses parois infiltrées par le cancer. Le canal cystique est obstrué, le cholédoque perméable.

L'estomac était si dilaté qu'il recouvrait tous les viscères abdominaux, jusqu'à un pouce de la symphyse pubienne. Le péritoine et la plèvre contenaient quelques petits nodules, et il y en avait un ou deux sur le foie, près de la vésicule, mais aucun dans le parenchyme hépatique. Le pylore était intact.

OBSERVATION V (résumée).

Transactions of Path. Society of London, 1857,
by Markham.

Femme âgée de vingt-huit ans, a toujours eu une bonne santé
jusqu'à quatre mois avant sa mort. A ce moment, elle com-
mença à souffrir et à vomir environ demi-heure à une heure
après ses repas. Parfois, elle a vomi de petites quantités de
sang.

Son état allant en s'aggravant, elle entre à l'hôpital six
semaines avant sa mort. A ce moment, elle présente un ictère
très prononcé. La douleur et les vomissements continuent avec
des interruptions.

On sent une tumeur dure près de l'extrémité inférieure de
l'estomac, ce qui porte à croire que l'affection est un cancer du
pylore.

Les selles ne contiennent jamais de bile.

Elle meurt avec ces symptômes.

A l'autopsie, on trouve l'estomac extrêmement distendu,
contenant un liquide noirâtre, marc de café. Il descendait
presque jusqu'au pubis. La vésicule est transformée en une
masse squirreuse. Il est évident que c'est par elle qu'a com-
mencé l'affection. On trouve 1 ou 2 noyaux dans le foie. L'ouverture de la vésicule montre une vésicule rétractée pleine de calculs. Le canal cystique est complètement imperméable. Le
volume de la tumeur est celui d'une poire. La tumeur adhérait
à la première portion du duodénum qu'elle comprimait, mais
le pylore et la partie inférieure du duodénum sont absolument
sains.

Tous les tissus sont imprégnés de bile.

Réflexion de l'auteur. Le cancer primitif de la vésicule est
rare. Il donne les symptômes simulant exactement ceux du

pylore. Par la compression du duodénum, le passage des matières vers l'intestin devient impossible, et en faisant obstacle au cours du sang, il donne lieu à des hémorragies gastriques.

Ce qui frappe dans cette observation, c'est l'âge de la malade. Il est rare de voir un cancer développé chez une malade aussi jeune ; c'est peut-être là la seule observation d'un cancer de la vésicule survenue chez une personne de moins de quarante ans.

La note que l'auteur ajoute est la seule allusion que nous ayons trouvée au cours de nos recherches sur l'analogie qui peut exister entre un cancer du pylore et celui de la vésicule. Néanmoins, les observations qui suivent montrent que ce n'est pas un fait isolé et que le cancer biliaire peut prendre la physionomie du cancer pylorique très fréquemment.

OBSERVATION VI

(Observation XLVIII de la thèse de « de Saint-Fuschien).

Cancer de la vésicule biliaire.

N... A., cinquante-sept ans, couturière, entrée le 8 mars 1897 à l'hôpital Beaujon, service de M. le Dr Troisier, salle Vulpian, lit n° 6 bis.

Antécédents héréditaires. — Mère morte, au dire de la malade, d'affection chronique du poumon.

Père mort paralysé.

Un frère mort de lithiase vésicale.

Le mari de la malade mort de tuberculose chronique pulmonaire dans le service de M. le Dr Troisier.

Une fille de dix-huit ans, bien portante.

Antécédents personnels. — Rougeole dans l'enfance ; fièvre typhoïde à l'âge de cinq ans. Pas d'autre maladie. Réglée à quatorze ans, toujours régulièrement.

Histoire de la maladie. Le début de la maladie semble remonter à 3 mois environ avant son entrée à l'hôpital. La malade se plaignait surtout de troubles digestifs ; vomissements acides très fréquents, régurgitations acides fréquentes et pyrosis. Ces troubles n'ont fait qu'augmenter peu à peu et depuis un mois, presque toujours deux heures après ses repas, la malade éprouve une sensation de pesanteur épigastrique s'accompagnant de brûlure au même niveau.

Tous les huit jours environ, elle vomit pendant un à deux jours des matières alimentaires mal digérées, où il lui est possible de reconnaître parfois des aliments ingérés depuis un à deux jours. Ces vomissements, très acides, cessent après ce laps de temps, pour reparaître aussi abondants huit à dix jours plus tard ; mais dans l'intervalle, il lui arrive cependant, quelquefois immédiatement, quelquefois trois heures après les repas, de vomir les aliments qu'elle vient d'ingérer.

Constipation très fréquente, dure environ quatre à six jours, jamais de diarrhée. Amaigrissement depuis trois mois, sensation de fatigue, de courbature générale. Aucun autre trouble des autres appareils.

Dix jours environ avant son entrée, brusquement la malade fut prise d'un ictère, qui, d'abord sous-conjonctival, se généralise en deux ou trois jours. C'est à cause de cet ictère et parce que la sensation de faiblesse qu'elle éprouve a augmenté, qu'elle se décide à entrer à l'hôpital.

Examen le 10 mars.

Femme profondément amaigrie, présentant un ictère assez foncé, pas d'œdème des membres inférieurs. Rien d'autre à signaler qu'un petit nœvus à la région épigastrique.

Tube digestif, ventre souple, un peu creusé en bateau, légère circulation collatérale.

A la palpation pratiquée, suivant la méthode de M. le docteur Glénard et en sa présence, on constate une légère hypertrophie du foie, en même temps que le long du bord droit du muscle grand droit de l'abdomen, un peu en dessous de la dixième côte (extrémité sternale), on croit sentir profondément une très légère induration répondant à la vésicule biliaire ou au pylore.

Clapotement très net de l'estomac qui, facile à délimiter par la percussion, descend jusqu'à trois travers de doigt au-dessus du pubis et s'étend en haut jusqu'à la base de l'appendice xyphoïde. Donc, énorme dilatation de l'estomac.

Pas de néphroptose, pas de corde côlique apparente.

Rate augmentée de volume. La percussion donne à son niveau une matité d'environ 5 centimètres. On la sent mobile sous les fausses côtes.

Pas de ganglions sus-claviculaires. Ganglions cruraux atteignant les dimensions de lentilles des deux côtés.

Cœur et poumons, rien.

Urines peu abondantes, couleur acajou, pas d'albumine, pas de sucre, contient des pigments biliaires; matières blanchâtres, décolorées, analogues à de l'argile.

Pas de fièvre.

En raison des troubles digestifs, douleurs, vomissements, émaciation et ictère, on pense à un néoplasme probable du pylore, expliquant cette dilatation considérable de l'estomac, ayant déterminé, soit par compression directe, soit par compression ganglionnaire, l'oblitération du canal cholédoque. Pas d'hématémèse cependant ni de méléna.

Traitement. — Régime lacté absolu. Purgatifs cholagogues. Lavements froids, lavage quotidien de l'estomac et bicarbonate de soude.

11 mars. — Même état, quoique l'ictère soit devenu plus foncé.

On constate au niveau du creux sus-sternal la présence de deux à trois masses indurées atteignant le volume d'une noisette, un peu mobiles avec les mouvements de déglutition et qui paraissent en rapport avec le corps thyroïde.

26 mars. — L'ictère devient plus verdâtre. Les lavages quoti-

diens paraissent améliorer l'état gastrique de la malade, qui essaie de prendre un peu de nourriture : bouillon, potage. L'affaiblissement et l'amaigrissement augmentent.

7-14 avril. — Même aspect. Amaigrissement de plus en plus considérable.

25 avril. — La malade meurt après être restée deux à trois jours dans un état comateux. Pas de délire.

Autopsie. — Pratiquée 24 heures après la mort, on constate : 1° une dilatation considérable de l'estomac, qui atteignait le pubis. Il est réduit à une poche très mince d'où s'échappent, à l'ouverture, trois litres environ d'un liquide noirâtre, un peu analogue à du marc de café et contenant des débris alimentaires en petite quantité.

La partie pylorique de cet organe et attirée en haut sous le foie et adhère intimement à la base de la vésicule biliaire, qui, elle-même ne forme plus qu'une petite masse du volume d'une noix qu'il est impossible d'isoler du pylore et du foie adjacent.

Il s'est produit à ce niveau une coudure du tube digestif qui explique la dilatation consécutive de l'estomac, sans qu'il soit possible de retrouver macroscopiquement la moindre lésion de l'estomac. La coudure elle-même ne siège pas exactement au niveau du pylore, mais à 3 centimètres environ de cet orifice.

Les autres organes sont colorés d'une façon intense en brun verdâtre par les pigments biliaires.

Les masses indurées sus-sternales étaient des débris kystiques atrophiés du corps thyroïde.

Le foie présente une coloration vert-olive. Il est un peu augmenté de volume.

La vésicule non envahie à sa partie supérieure qui est cependant dilatée, ainsi que les canaux cystique et cholédoque, contient une bile très fluide, presque incolore. Toute sa partie inférieure adhérente à la première portion de duodénum, comme nous l'avons dit, forme une masse atteignant le volume d'une petite noix, végétante et irrégulière intérieurement, s'étant infiltrée dans le foie avoisinant sur un trajet d'environ 2 à 3 centimères de chaque côté.

Rien à l'ampoule de water ni à la tête du pancréas.

L'examen histologique de la pièce a montré qu'il s'agissait bien d'un épithélioma cylindrique de la vésicule biliaire, s'étant propagé au foie et ayant envahi la couche musculaire de l'intestin sans avoir atteint les couches sous-muqueuse et glandulaire.

OBSERVATION VII

(Congrès de médecine de Nancy, 1896).

Observation recueillie par M. Dumarest, interne des hôpitaux, dans le service de M. le professeur Teissier, remplacé par M. le professeur agrégé Pic.

Sténose du duodénum adhérent à une vésicule cancéreuse.

Il s'agit d'une femme âgée de cinquante-huit ans, entrée à l'Hôtel-Dieu le 2 septembre 1895.

D'après ce qu'elle raconte, sa mère est morte d'une maladie de foie avec coliques hépatiques. Parmi ses sœurs, une a eu nettement des coliques hépatiques.

Personnellement, aucune autre affection antérieure que des coliques hépatiques, dont la première éclata il y a douze ans. Ces coliques se caractérisaient par une douleur atroce au niveau de l'hypocondre droit et du creux épigastrique sans irradiation à l'épaule. Vomissements concomitants. Les jours suivants, teinte ictérique, des vomissements. Pas de calculs bien nets dans les selles. Ces coliques hépatiques durèrent pendant plus de huit mois en s'espaçant plus ou moins. Puis survinrent des crises douloureuses tous les deux ou trois ans.

Il y a deux ou trois ans que la malade n'en a plus ressenti, et il est à remarquer qu'avant ces coliques hépatiques la malade souffrait beaucoup de névralgies, qui ont disparu avec les manifestations de la lithiase biliaire.

Depuis six semaines, la malade se plaint de souffrir de l'estomac. Ces douleurs surviennent nettement deux ou trois heures après les repas : ce n'est pas une douleur très vive, mais plutôt une sensation de pesanteur et de constriction, et à ce moment elle voit se dessiner sur son ventre des mouvements péristaltiques très nets. Puis elle vomit abondamment « des pleines cuvettes », dit-elle.

Dans ces vomissements, on peut reconnaître des aliments ingérés souvent deux ou trois jours auparavant. Ces vomissements ne brûlent pas la gorge. L'appétit n'est pas diminué, mais l'amaigrissement est considérable depuis six semaines Constipation ordinaire.

A l'examen de l'abdomen, on constate une voussure de la région sus-ombilicale du côté droit. Au niveau, et surtout au-dessous de l'ombilic, se dessine une tuméfaction assez volumineuse descendant jusqu'à trois travers de doigt au-dessus des pubis, et dont le bord supérieur surmonte légèrement l'ombilic.

A l'inspection de cette tuméfaction, mouvements péristaltiques et antipéristaltiques très nets.

A la palpation saccadée, clapotement facilement obtenu.

La percussion dénote une matité ou tout au moins une submatité au niveau de la tumeur. Enfin, on obtient facilement le bruit de succussion qu'on entend à distance.

Lorsqu'on fouille l'hypocondre droit un peu profondément, au niveau des fausses côtes, on tombe sur une tumeur nettement limitée de la grosseur d'une mandarine.

Cette tumeur est très dure, et légèrement bosselée.

La palpation à son niveau est légèrement sensible ; enfin, la tumeur, au-devant de laquelle existe de la sonorité, semble se continuer en haut sous la face inférieure du foie, en dedans du côté de la ligne médiane. Lorsqu'on voit se dessiner les mouvements péristaltiques au niveau de l'estomac, ces mouvements viennent assez nettement jusque vers la tumeur sentie dans l'hypocondre.

Rien aux poumons.

Au cœur, la pointe bat dans le 5ᵉ espace en dedans du mamelon. Rythme à trois temps net, semblant dû plutôt à un redoublement du premier bruit, qu'à un véritable bruit de galop; matité hépatique normale.

Enfin, les urines contiennent un disque net d'albumine, mais pas de sucre.

2 septembre. — La tumeur du flanc droit est mobile dans les efforts d'inspiration.

5 septembre. — On pratique l'insufflation et on constate que la voussure sus-ombilicale est bien due à l'estomac; celui-ci, en se distendant, semble basculer autour d'un point fixe, qui paraît être le pylore fixé à la face inférieure du foie.

Deux ou trois fois la malade ayant vomi abondamment (1 litre à 2 litres) on examine le chimisme; on constate un peu d'HCl, libre et seulement des traces d'acide lactique.

Le poids de la malade, qui était de 60 kilogrammes à l'entrée, n'est plus que de 44.

En présence de tous ces phénomènes, on porte le diagnostic de dilatation de l'estomac par sténose du pylore; la persistance d'un peu d'HCl libre, la très faible réaction de l'acide lactique font éliminer l'origine cancéreuse. D'autre part, les ondulations péristaltiques se dirigeant manifestement vers la face inférieure du foie, et l'insufflation paraissant démontrer que l'estomac adhère par son extrémité pylorique, où l'on sent une tumeur dure, bosselée, facile à circonscrire, occupant le siège de la vésicule biliaire, et dont les mouvements de descente coïncident avec les mouvements inspiratoires du diaphragme, on en conclut qu'elle adhère intimement au foie, si elle ne fait pas corps avec lui. Rapprochant de ces faits les coliques hépatiques antérieures, très nettement décrites par la malade, on conclut qu'il existe une adhérence du pylore à la vésicule calculeuse.

On conseille une intervention à la malade, mais elle la refuse et sort de l'hôpital le 15 septembre 1895, un peu améliorée, dit-elle, par le séjour au lit et le lavage de l'estomac.

A son retour chez elle, dès qu'elle marche son état général

empire, elle ne pèse plus que 4o kilogrammes au lieu de 6o.
Les vomissements sont constants, les contractions péri- et antipéristaltiques incessantes; la malade accepte une intervention
et reste dans le service de M. le professeur Poncet, où elle est
opérée par M. le professeur agrégé Curtillet. La laparotomie
semble confirmer le diagnostic d'adhérences de la région pylorique à la face inférieure du foie; mais, au toucher, le chirur-
gien croit reconnaître à ce niveau l'existence d'un cancer gastrique adhérent: il n'ose essayer de rompre les adhérences et se
contente d'une gastro-entéro-anastomose avec application d'un
bouton de Villars.

Autopsie, La malade succombe quelques heures après l'intervention; à l'autopsie, on constate que le pylore est absolument
sain, quoique dilaté et communiquant largement avec la portion
sous-pylorique du duodénum, qui a une direction ascendante,
pour aller adhérer à la face inférieure du foie au niveau de la
vésicule. Cette vésicule est très dure, rétractée, de petit volume,
ne contient que très peu d'une bile jaunâtre, mais aucun calcul;
seulement, au niveau de l'embouchure du canal cystique, elle
présente une dégénérescence néoplasique de ses parois; à ce
niveau, tumeur cancéreuse du volume d'un œuf de pigeon.
Autour de cette tumeur s'est développé de la péritonite peri-
cystique, et c'est grâce à ces adhérences péritonitiques que la
première portion du duodénum a été maintenue appliquée contre la face inférieure du foie.

OBSERVATION VIII (personnelle)

(Recueillie dans le service de M. Pic, par M. Lesieur
interne du service).

Résumé. — Diagnostic porté à l'entrée : éthylisme; *—* gastrite
chronique, début possible de cirrhose hépatique.
Diagnostic rectifié au bout de quelques jours. — Ictère par

rétention, d'origine probablement cancéreuse (néoplasme du foie ou des voies biliaires ?) Laparatomie — Persistance des phénomènes gastriques. Mort.

Autopsie. — Cancer de la vésicule biliaire et des canaux cystique et hépatique, adhérence de la première portion du duodénum au néoplasme, dilatation de l'estomac consécutive.

B..., Adrienne, quarante-sept ans, mécanicienne, née et demeurant à Lyon, entrée le 21 mai 1900, à l'Hôtel-Dieu, salle Bénédict Teissier, nº 8, dans le service de la clinique médicale de M. le professeur Bondet, suppléé par M. Pic, agrégé, médecin des Hôpitaux.

Antécédents héréditaires. — Père mort à trente-sept ans, de fièvre typhoïde. Mère rhumatisante. Ni frère, ni sœur.

Antécédents personnels. — Croup, rougeole et coqueluche dans l'enfance.

Réglée à dix ans, régulièrement jusqu'à cette année. Depuis deux mois les règles sont très peu abondantes, mais la malade a presque continuellement de légères hémorragies.

Célibataire, nullipare.

Excellente santé jusqu'à l'année dernière, un séjour à l'hôpital il y a dix ans pour fracture de l'avant-bras ; un autre il y a deux ans, pendant quinze jours, pour des troubles digestifs. La malade est sujette aux douleurs articulaires, à l'occasion des changements de température, mais elle n'a jamais eu d'attaque de rhumatisme aigu fébrile. Pas d'habitudes éthyliques avouées. Pas de spécificité. La malade est nerveuse, ne prend pas de crises.

Les troubles gastriques que la malade avait présentés il y a deux ans sont revenus, moins intenses, à intervalles variables et pour durer plus ou moins longtemps. Ils consistent en pesanteur après les repas, en renvois, en pituites glaireuses ou bilieuses en anorexie ; en même temps, la malade avait des crampes dans les mollets ; la nuit, elle était réveillée par des rêves effrayants.

Depuis un mois elle est plus fatiguée, elle a dû cesser son travail et se mettre au lit ; ses jambes étaient devenues très faibles et ne pouvaient, dit-elle, la supporter plus de quelques instants. L'état actuel est constitué depuis un mois.

Actuellement.— L'appétit est nul, la malade est dégoûtée de tout aliment. L'ingestion des aliments est suivie d'un ballonnement considérable de l'abdomen, qui ne diminue qu'après une série d'éructations gazeuzes, sans aigreur. Une demi-heure après chaque repas, débute une douleur vive siégant surtout dans le flanc droit, à la base du thorax, et s'irradiant au creux épigastrique, cette douleur dure environ deux à trois heures après le repas de midi ; plusieurs heures après le repas du soir. La malade ne vomit pas ; elle a seulement quelquefois quelques régurgitations accompagnées de pyrosis. Elle n'a pas de diarrhée ni de constipation. Les matières sont peu colorées.

Une première fois déjà, à l'âge de seize ans, la malade avait eu de l'ictère, au cours d'une longue période de constipation, et pendant deux mois environ. Depuis quinze jours l'ictère a réapparu ; il ne s'accompagne pas de sensation prurigineuse.

Actuellement il envahit la face, où il est le plus marqué, les muqueuses conjonctivale et sublinguale, le tronc et la racine des membres.

La langue est très saburrale.

Le ventre est très ballonné, sans fluctuations sauf à la partie inférieure, sans matité dans les flancs. Il est difficile d'évaluer le volume des organes profonds. Cependant la palpation est douloureuse au niveau du foie, et la matité splénique est appréciable à la percussion. En arrière, matité hépatique notable.

Au cœur, léger souffle mésosystolique, médiocardiaque, non propagé, non influencé par la position, la pression, la respiration. Pouls = 116, régulier.

Aux poumons, voussure de la paroi thoracique antérieure, obscurité respiratoire légère aux deux bases.

Pas de phénomenes nerveux notables.

Rien au toucher vaginal.

Urines transparentes, mais foncées, rares, rougeâtres, riches en pigments, traces d'albumine.

4 juin. — L'ictère a persisté et s'est même foncé à la face. Un peu d'amaigrissement. A la palpation, on arrive tres difficilement sur le foie, qui parait déborder de 3 travers de doigt le rebord des fausses côtes. Pas de tuméfaction de la vésicule.

La douleur siège surtout sur la ligne oscillaire un peu d'ascite.

10 juin. — Les selles de la malade sont décolorées, grises, pas de graisse. Les urines sont rares ; la réaction par l'acide azotique décèle une quantité notable de pigments biliaires. Pas de gouttelettes huileuses à leur surface.

11 juin. — Langue saburrale.

Depuis que la malade est dans le service, l'ictère n'a fait que se prononcer et se généraliser, moins marqué aux bras qu'à la face.

A la face, sur le fond jaune, se dessinent des varicosités au niveau des joues.

Au niveau de l'abdomen, l'ascite a persisté sans augmentation notable.

Il s'est produit un léger œdème prétibial.

La percussion directe et la **phonendoscopie** révélent que la sonorité gastrique est augmentée d'étendue. Clapotage que l'on entend à distance.

Douleur à la pression en deux points : l'un sur la ligne médiane vers l'appendice xiphoïde, le deuxième vers la vésicule.

Peut-être celle-ci est-elle perçue très profondément, mais il est difficile de l'affirmer à cause de la tension abdominale. De même l'on ne peut pas dire si le foie a sa consistance modifiée.

14 juin. — **La malade** passe dans le service de clinique de M. le professeur Poncet, où elle est opérée par M. le professeur agrégé **Bérard**

Opération. — Incision au niveau de la vésicule, qu'on prolonge vers l'épigastre. Le foie semble petit. Issue d'une quantité abondante de liquide ascitique jaune foncé. On trouve un noyau dur sur le bord antérieur du foie, près de la vésicule, qui est elle-même petite et ratatinée.

On sent au niveau du cholédoque des noyaux qui semblent être des calculs inclus dans ce canal, mais qui peuvent être cependant des ganglions néoplasiques, au voisinage du hile.

La malade est dans un état général trop faible pour tenter une cholédochotomie primitive. On met une mèche qui va sur le cholédoque de façon à l'isoler.

Plus tard, quand la malade sera un peu relevée, on fera l'incision du cholédoque.

15 juin. — La malade devient de plus en plus faible. Les vomissements surviennent, de plus en plus abondants, et elle succombe sans autres phénomènes.

Autopsie. — Le 17 juin 1900. — Le cadavre est ictérique.

A l'incision de la cavité abdominale, il s'écoule une certaine quantité de liquide ascitique coloré en jaune.

On arrive ensuite immédiatement sur une masse dure, blanchâtre, siègeant à la face inférieure du foie.

En incisant cette masse, on s'aperçoit qu'elle est développée en grande partie aux dépens de la vésicule biliaire dégénérée. Ce réservoir est transformé en une petite masse squirrheuse, lardacée, très dure à la coupe, du volume d'une grosse noix environ, et étroitement adhérente au hile du foie, au niveau duquel elle comprimait un peu la veine porte.

En ouvrant ce qui subsiste de l'ancienne vésicule, on tombe sur une petite cavité à surface tomenteuse, irrégulière, imprégnée de pigments.

Le tissu morbide envoie dans le parenchyme hépatique des prolongements végétants, s'enfonçant à une profondeur de 1 à 2 centimètres; en outre on trouve en divers points du parenchyme de petits noyaux d'aspect cancéreux, paraissant développés autour des voies biliaires.

Le cancer a envahi le canal cystique, et le canal hépatique qu'elle a rétréci et presque complètement oblitéré, et c'était là évidemment la cause de l'ictère par rétention. Le cholédoque, au contraire, est perméable dans toute son étendue.

A la face inférieure du néoplasme adhère intimement la première portion du duodénum, immédiatement au-dessous du pylore; l'orifice pylorique n'est nullement envahi, ni rétréci;

non plus que le duodénum, mais l'adhérence de la paroi externe
de cet intestin produisait une coudure qui devait gêner la pro-
gression du contenu intestinal ; cette coudure équivalait en
somme, fonctionnellement, à une sténose sous-pylorique, dont
elle produisait les symptômes.

Corrélativement, la cavité gastrique est notablement dilatée,
dans des proportions correspondant à ce qui avait été noté pendant la vie.

Pas de calculs dans la vésicule ni dans les voies biliaires.

Le foie n'est pas augmenté de volume, il est verdâtre, ictérique,
pèse 1320 grammes. Les poumons sont sains, pèsent : le gauche
500 grammes, le droit 510 grammes.

Le cœur pèse 230 grammes et n'offre rien d'anormal. Les
reins sont sains, leur poids est pour l'un de 120 grammes, pour
l'autre de 130 grammes.

Examen histologique. — La tumeur paraît constituée par
des lames stratifiées de tissu conjonctif qui interceptent entre
elles des fentes plus ou moins larges, au sein desquelles sont
disposées, en amas assez irréguliers, de grosses cellules épithé-
liales. Ces cellules affectent des formes assez variées, mais leur
configuration la plus habituelle est celle de cellules cylindriques.
Quelquefois ces cellules sont disposées de façon à constituer un
revêtement assez régulier donnant naissance à des formes irré-
gulièrement tubulées ; le plus souvent, au contraire, elles sont
simplement infiltrées sans ordre apparent dans l'interstice des
lames conjonctives, et la configuration du tissu est celle du
carcinome.

Au sein de la tumeur est figurée la section d'une portion du
canal cholédoque. L'infiltration cancéreuse s'étend à toutes les
tuniques du canal. De plus, l'on remarque que les prolongements épithéliomateux de tous les points du pourtour de la
muqueuse se propagent dans l'intérieur du canal.

En résumé, il s'agit d'une tumeur maligne, d'un épithélioma
cylindrique ayant comme point de départ les voies biliaires extra-
hépatiques.

L'étude des observations que nous venons de citer, montre qu'un examen sérieux, même minutieux, fait par des cliniciens éclairés, d'un malade atteint de cancer des voies biliaires, peut laisser le diagnostic hésitant.

Les symptômes, en effet, sont absolument comparables à ceux du cancer du pylore.

Le malade est en général le plus souvent une femme d'un certain âge, de quarante-cinq à soixante ans, n'ayant eu parfois aucune maladie antérieure.

La transition de l'état de santé à celui de la maladie s'est faite insidieusement, attirant surtout l'attention du coté du tube digestif.

Ce sont des nausées, des pesanteurs anormales après les repas, parfois de légères hématèmèses (observation V), des douleurs abdominales, et quelques vomissements survenant en général deux ou trois heures après les repas.

Dans d'autres cas (observation IV), le premier phénomène est la constatation d'une tumeur qui ne produit aucune gêne et se révèle seulement par son volume.

Peu à peu les symptômes vont en s'accusant, et appellent l'attention du coté de l'estomac. Légère au début, la douleur prend une intensité de plus en plus grande. Elle occupe tout l'hypocondre droit, avec une localisation fréquente au niveau de l'épigastre.

Souvent paroxystique, exagérée par la pression, le moindre mouvement, elle survient deux ou trois heures après les repas.

A ce moment surviennent les vomissements, qui la font disparaître. Fréquemment elle affecte la forme d'exacerbations, de crises excessivement douloureuses, rappelant en quelque sorte la colique hépatique, disparaissant pendant quelques jours pour reparaître ensuite avec la même intensité, et donnant lieu à de véritables crises de pseudo-coliques hépatiques.

Indépendante des périodes de digestion, elle peut survenir soit le jour, soit la nuit, avec un caractère d'exacerbation telle que la lithiase pourrait être incriminée, si les phénomènes généraux, la cachexie concomitante, et l'ictère existant depuis longtemps, ne permettaient d'éliminer cette hypothèse.

Fréquemment, comme dans les cas de sténose pylorique, cette douleur augmente au moment qui précède les vomissements. Comme elle, elle coïncide avec des spasmes de la musculeuse. Ces spasmes sont parfois visibles, et perceptibles à la main, c'est l'ondulation épigastrique de M. Bouveret, la *peristaltische Unruhe* de Kusmaul.

De même que la douleur, les vomissements sont signalés dans toutes nos observations. D'importance modérée, parfois ils acquièrent cependant une intensité telle que les moyens thérapeutiques employés échouent. En général, dès le début, ils sont peu abondants. Ils consistent surtout en régurgitations acides, en pituites glaireuses. Mais plus tard, lorsque la sténose s'est accentuée, ils surviennent presque constamment deux ou trois heures après les repas, et font disparaître la douleur ainsi que les spasmes de la musculeuse stomacale qui l'accompagnent.

La déperdition continuelle des liquides par les vomissements entraîne alors ses deux conséquences habituelles : la diminution des urines, et une soif presque inextinguible contrastant avec une perte de l'appétit plus ou moins grande. C'est là, d'ailleurs, un phénomène commun à toutes les ténoses.

L'intolérance n'offre pas, en général, l'électivité qu'on rencontre si marquée pour les aliments carnés dans le cancer de l'estomac.

La constipation, la décoloration des féces font partie des symptômes habituels de la maladie.

Si alors on examine l'abdomen, il est rare que l'on ne trouve pas les signes de la sténose. La dilatation stomacale se révèle par tous ses signes et peut parfois acquérir des dimensions considérables, descendre jusqu'au pubis (obs. IV, VI, VII et VIII). La voussure épigastrique n'est pas toujours très visible, la présence de l'ascite pouvant la masquer complètement, mais les autres procédés permettront, en général, de constater l'ectasie stomacale.

Par la palpation on pourra sentir l'ondulation épigastrique. Combinée à la percussion, elle permettra d'obtenir le clapotage gastrique, qu'on peut parfois entendre à distance.

La percussion digitale, la phonendoscopie, pourront servir à découvrir l'étendue de la sonorité gastrique et à lui donner des limites précises. Enfin, dans les cas douteux, on pourra recourir à l'insufflation ou à l'absorption des poudres effervescentes, ce qui permettrait en outre d'éliminer la ptose stomacale. Une palpation méthodique et profonde de l'abdomen permet en général de sentir une tumeur dont le siège est le plus généralement à droite de la ligne médiane, sur le bord du thorax, parfois même au niveau du pylore (obs. V et VII).

Plus ou moins douloureuse à la palpation, elle semble parfois aussi fixée au foie, et il est impossible de l'en isoler cliniquement.

Ces phénomènes sont tellement marqués, que nous avons trouvé le diagnostic de cancer du pylore noté dans trois de nos observations.

Enfin l'ictère est un phénomène constant, survenant tantôt brusquement, tantôt graduellement, s'assombrissant chaque jour davantage. Les selles sont décolorées lorsque le canal cholédoque est envahi, ou lorsque le néoplasme comprime le canal hépatique. La soif, la diminution des urines sont de plus en plus marquées.

L'amaigrissement augmente, l'ascite, les œdèmes et la cachexie apparaissent, la malade succombe.

Tels sont, en quelques mots, les symptômes que l'on trouve dans de nombreux cas de cancers de la vésicule. A part l'ictère par rétention, qui peut même se rencontrer quelquefois dans le cancer du pylore, lorsque des noyaux cancéreux viennent comprimer le cholédoque, les symptômes précédents rappellent de très près ceux du cancer stomacal : la dilatation gastrique. La douleur, après le repas, la constipation, attirent beaucoup plus l'attention sur l'état de l'estomac que sur l'état de la vésicule.

L'erreur est d'autant plus facile à faire, que la présence même d'une tumeur n'a rien de pathognomonique. Souvent, il est très difficile de localiser une tumeur, soit au niveau du pylore, soit au niveau de la vésicule.

Dans les cas de cancer, celle-ci, au lieu d'augmenter de volume, s'indure, épaissit ses parois, se rétracte en quelque sorte. Le réservoir biliaire se transforme en une petite masse néoplasique où l'on ne trouve parfois plus trace de cavité, si bien que le résultat final laisse une tumeur moins volumineuse qu'une vésicule normale. Aussi, la palpation ne donnera-t-elle parfois aucun renseignement, ou ces renseignements seront-ils très vagues, ainsi qu'en témoigne l'observation VIII.

Le siège de la vésicule pourra d'ailleurs facilement donner le change. Nous avons vu, en effet, avec quelle facilité elle se déplace. Rien d'étonnant alors, si une tumeur de la vésicule est reportée à un organe voisin.

Parmi ceux-ci, le plus souvent incriminé est certainement le pylore, ce dernier organe présentant lui-même une certaine mobilité et pouvant avoir des dispositions assez différentes dans l'abdomen, lorsque se produit l'ectasie stomacale, à la suite d'un obstacle sur le duodénum.

Le cancer de la vésicule, par suite de son voisinage avec le pylore, par suite des phénomènes de sténose qu'elle peut produire, peut donc revêtir la forme pseudo-pylorique. On aura alors les signes ordinaires du cancer de la vésicule : tumeur dans l'hypocondre droit, pseudo-coliques hépatiques, ictère, cachexie, auxquels viennent ici s'ajouter ceux de la sténose pylorique : dilatation stomacale, vomissements, péristaltisme, etc.

＃ CHAPITRE IV

**A. Place de la forme pseudo-pilorique en nosologie
ses rapports avec les autres sténoses d'origine biliaire.**

Les nombreuses causes qui peuvent produire la
sténose pylorique ont été divisées par Alex en deux
classes : des causes intrinsèques résultant d'une lésion
du pylore ou de la portion sus-vatérienne du duodénum,
et des causes extrinsèques produisant la sténose, soit
par compression, soit par rétrécissement.

Au nombre de ces dernières, il range les sténoses
d'origne biliaire.

Dans ces cas, la sténose peut être due, soit à une
compression exercée directement par un calcul sur le
duodénum, soit par une vésicule distendue derrière un
calcul arrêté dans le cholédoque, et plus souvent encore
à la rétraction des néomembranes fibreuses reliant le
duodénum à la vésicule et traduisant l'irritation locale
du péritoine par le fait de la lithiase. Pour nous, nous
croyons que le syndrome pylorique n'est pas uniquement
le fait de la lithiase. L'examen des observations

citées plus haut nous montre que les adhérences ne
sont pas rares dans les cas de cancer de la vésicule.
Nous pourrions même dire que le péritoine, voisin de
la vésicule cancéreuse, jouit d'une aptitude particulière
pour produire des fausses membranes tout comme dans
les cas de lithiase.

En parcourant la littérature médicale, il nous est
fréquemment arrivé de rencontrer, en dehors des
observations que nous reproduisons, des adhérences de
la vésicule au duodénum, à l'estomac, au foie et au
côlon. Néanmoins, soit par suite de l'évolution rapide
de la maladie, soit par suite de la laxité plus ou moins
grande, de ces adhérences, le syndrome de la sténose
pylorique n'avait pu être constaté. Nous l'avons vu,
mais il n'en est pas toujours ainsi. Les néo membranes peuvent être assez serrées, leur rétraction assez
grande, pour opposer un obstacle permanent au
cours des matières. Le péritoine irrité réagit et en-
serre le duodénum comme dans un anneau, l'obstacle est créé. Dès lors, l'estomac se laisse dilater,
la rétention des aliments survient. Entraînée par
son propre poids, la grande courbure tend à se
rapprocher de plus en plus de la symphyse. Une
coudure se produit au niveau du point rétréci sur
le duodénum, et réalise le syndrome de la sténose
pylorique. Si on se rappelle les travaux d'Alex, de
Marchais, on voit que le processus précédent est absolument semblable à celui qu'ils ont décrit dans leur
thèse et aboutit au même résultat, la sténose pylorique,
mais ce processus demande un certain temps pour se
produire ; si les adhérences sont fréquentes au cours de

la lithiase, où l'affection dure pendant de longues années et reste une cause d'irritation constante pour le péritoine, il n'en est plus de même dans le cancer où l'évolution est beaucoup plus rapide. On ne pourra pas invoquer dans ce cas la lithiase comme cause de la péricystite. Celle-ci, nous le savons. a été fort bien décrite par Alex. D'autre part, la coïncidence de la lithiase et du cancer est fréquente, et alors la péricystite pourrait être d'origine lithiasique. Mais, dans trois de nos observations nous n'avons trouvé signalé aucun calcul dans la vessicule (obs. VI, VII, VIII). Les malades ont toujours joui d'une excellente santé habituelle jusqu'aux derniers mois de leur existence. Pas de maladie infectieuse, pas de coliques héaptiques ; une seule (obs. VII) signale des coliques hépatiques qui ont apparu douze ans auparavant et que la malade n'a plus ressenties depuis quatre ans. A l'autopsie on ne trouve aucun calcul.

Il faut donc reconnaître que le cancer biliaire, comme la lithiase, est bien la cause de la sténose, et qu'à côté du syndrome décrit par Alex, on peut ranger un autre syndrome en tout comparable, dû à l'existence d'une vésicule cancéreuse. L'observation VII n'est pas une contradiction de ce fait, puisque l'autopsie n'a révélé aucun calcul et que les crises de coliques avaient cessé depuis quatre ans ; on ne peut admettre que les adhérences produites à ce moment-là soient restées si longtemps sans donner lieu à quelques-uns des phénomènes habituels de la sténose.

B. **Diagnostic différentiel de la forme pseudo-pylorique.**

Munis de ces données, comment pourrons-nous arriver à localiser la tumeur au niveau de la vésicule ? D'après les observations qui précèdent, il semblerait que la lésion n'a pas de caractères propres et qu'il sera très difficile d'y arriver. Cependant, un examen minutieux et approfondi de ces mêmes observations nous permettra peut-être de résoudre ce problème.

Nous avons déjà vu comment on peut distinguer le cancer biliaire du cancer intestinal, nous n'y reviendrons pas ici. Après avoir passé en revue les différentes hypothèses qui peuvent se présenter, nous examinerons plus spécialement le cas où le cancer biliaire revêt l'allure d'un cancer du pylore ou de la première portion du duodénum, puisque nous savons que les données actuelles de la science ne permettent encore guère d'affirmer à quel niveau s'est produite la tumeur.

Tout d'abord, avons-nous affaire à un cancer du foie ? Ici en effet les signes physiques de la tumeur sont à peu près les mêmes. La douleur et la tumeur siègent toutes deux dans l'hypocondre droit.

Mais l'aspect de la tumeur est bien différent.

Dans le cas de cancer du foie, il est rare de trouver un seul noyau cancéreux.

Le plus souvent, la palpation permet de sentir un foie volumineux, manifestement induré, avec des bosselures répandues dans tout l'organe. Si par hasard on trouve des noyaux au niveau de la vésicule, on en trouvera toujours d'autres disséminés dans le foie. Rarement primitif du reste, le cancer du foie est presque toujours consécutif à un néoplasme du pylore. Si, dans ce dernier cas, la dilatation stomacale fait partie presque intégrante du cortège symptomatique, il n'en est plus de même dans le cas de cancer du foie. « La compression duodénale, par le fait du foie (Bron, thèse de Paris, 1893), ne peut s'établir que difficilement, étant donné la mobilité du duodénum et la fixité du foie ».

Il sera donc facile, lorsqu'en présence de signes de sténose pylorique et de cancer viscéral, on soupçonnera une lésion du foie ou des voies biliaires, d'éliminer la première hypothèse.

D'autre part, l'examen physique de la tumeur même donnera des renseignements importants. Pour Bouveret, les tumeurs du foie s'abaissent dans l'inspiration et s'élèvent dans l'expiration, et ce mouvement n'est pas empêché si, par une forte pression, on cherche à fixer la tumeur contre la paroi abdominale postérieure, à la fin d'une profonde inspiration, tandis que dans les cas de tumeur indépendante du foie, cette manœuvre fixera le néoplasme et supprimera son mouvement ascensionnel.

Quoi qu'en disent les auteurs, le cancer du pancréas pourra être éliminé assez facilement.

Les travaux de MM. Bard et Pic (*Revue de Médecine*, 1888) montrent que le diagnostic de cette affection reputée comme excessivement obscur pouvait cependant être tout aussi bien formulé que celui de tout autre cancer viscéral.

Le caractère de la tumeur prend ici une grande importance. Le plus souvent, il sera facile de la sentir exactement sur la ligne médiane où sa fixité est tellement grande que ni les mouvements respiratoires ni les mouvements qu'on peut chercher à lui imprimer ne peuvent la mobiliser. En même temps on pourra constater la présence du « syndrôme Bard-Pic », constitué par les phénomènes suivants : l'amaigrisssement excessivement rapide, aboutissant bientôt à la cachexie, l'ictère, qui diffère un peu de l'aspect ordinaire de l'ictère chronique. Excessivement foncé, très sombre, devenant de plus en plus bronzé et sans rémission aucune.

La palpation de l'abdomen donnera ici un renseignement important à savoir, l'augmentation de volume de la vésicule et l'absence de tuméfaction du foie, rare dans le cas de cancer biliaire, la distension permanente de la vésicule, contrairement à la distension passagère dans les cas de calculs, est tellement fréquente dans le cancer du pancréas, qu'on peut considérer ce signe comme caractéristique du cancer pancréatique.

Si la palpation de l'abdomen permet parfois de reconnaître une augmentation de volume d'une vésiculecancéreuse, la sensation de dureté qu'elle offre dans ce cas contraste singulièrement avec la rénitence de la vésicule distendue par la bile derrière l'obstacle.

La présence du sucre dans les urines, celle des graisses dans les selles viendront encore à l'appui de cette hypothèse.

On a bien noté parfois la coexistence de la sténose

pylorique, mais la coexistence des signes précédents
permettront d'éliminer facilement cette cause de
sténose.

Il nous reste maintenant à examiner l'hypothèse
d'un cancer pylorique. C'est assurément le cas le plus
embarrassant au point de vue du diagnostic et le plus
difficile à résoudre.

Néanmoins, nous allons essayer de montrer la différence qui existe entre la sténose due à un ncancer pylorique et celle due à un néoplasme de la vésicule.

Parmi les tumeurs primitives de la cavité abdominale, la plus fréquente est certainement le cancer du
pylore et en présence de phénomènes de sténose accompagnés de troubles gastriques et des signes de néoplasie
viscérale, on est tout de suite porté à admettre une
tumeur du pylore.

En examinant le cas que nous étudions, nous trou-
vons que les deux cas se rapprochent beaucoup. Les
troubles digestifs, l'anorexie, les vomissements, la
constipation, la présence d'une tumeur dans l'hypocondre droit, plus ou moins rapprochée du voisinage
du pylore, la sténose sont des symptômes communs au
cancer du pylore et à celui de la vésicule. Nous ne
nous arrêterons pas à ces derniers.

Cependant, dès le début de l'affection, on note déjà
une différence. On ne trouve pas, dans le cancer biliaire
ce dégoût, si constant et si marqué pour les aliments
carnés, qui constitue parfois un signe si important dans
le cancer stomacal. *A priori*, il semblerait que l'examen
du chimisme stomacal dût donner quelques renseignements ; malheureusement, la dilatation gastrique vient

compliquer la question et les résultats du chimisme sont bien moins précis.

La palpation pourra quelquefois donner des résultats assez précis. C'est ainsi qu'on pourra reconnaître une tumeur suivant les mouvements d'élévation et d'abaissement du diapragme. Cette même tumeur pourra être immobilisée par la pression contre la paroi abdominale postérieure à la fin d'une profonde inspiration. La constatation de ce phénomène plaidera grandement en faveur d'un néoplasme biliaire.

L'insufflation n'a pas été utilisée dans la majorité des cas. Néanmoins, dans l'observation VII, elle a été pratiquée et a permis de constater l'ectasie stomacale, qu'on rapporte immédiatement à un obstacle au niveau du pylore en même temps qu'on se rend compte que l'estomac bascule autour d'un point fixe, et qu'il existe à ce niveau des adhérences le reliant au foie.

Pour Minkowski, elle permettrait cependant d'avoir des renseignements plus précis. D'après lui, cette pratique reporte en haut et à droite les tumeurs du foie et de la vésicule, recouvre celles du pancréas et porte en bas et à droite celles du pylore. Néanmoins, en raison de l'insuffisance pylorique qui se produit bientôt, ce procédé ne donne pas toujours des résultats très nets.

D'autre part, l'insufflation du gros intestin pourrait être également utilisée. Elle repousserait en haut les tumeurs du foie, tandis qu'elle soulèverait et ferait saillir celles de la vésicule biliaire.

Tous ces symptômes, on le voit, n'ont rien de très caractéristique et, jusqu'ici, l'ensemble des signes que nous avons énumérés ne nous a pas permis d'avoir une opinion très ferme. Nous allons maintenant étudier un symptôme beaucoup plus important qui prend ici une valeur considérable. Nous voulons parler de l'ictère.

L'ictère est un phénomène prédominant dans le cancer biliaire. Il se montre presque toujours au début, comme phénomène initial, s'installant tantôt graduellement, tantôt brusquement (obs. VI), sans cause connue, rappelant, soit l'ictère catarrhal, soit l'ictère par rétention.

D'intensité de plus en plus croissante, il atteint rarement l'aspect bronzé de l'ictère, dû à une lésion du pancréas. Il s'accompagne de décoloration des fèces, et la réaction de Gmelin révèle les pigments biliaires dans l'urine. Autant il est rare dans le cancer du pylore, autant sa constance est grande dans le cancer biliaire.

Dans le premier cas, il se montre fort tard et seulement à une periode de généralisation néoplasique avancée, lorsque des noyaux secondaires ont envahi le foie ou les vaisseaux biliaires. Son évolution, dans ce cas, est donc bien différente de celle qu'il prend dans le cancer de la vésicule où il constitue un phénomène de début.

Parfois les antécédents de lithiase et la présence de cachexie permettront de penser à un cancer secondaire à la lithiase, mais lorsque la lithiase fait défaut (obs. VI, VII et VIII), en raison du début progressif de la jaunisse, parfois de l'intégrité relative de la santé générale de la douleur plus ou moins intense, à paroxysme, comme dans les cas de pseudo-coliques hépatiques ou continuelles et sourdes, on est porté à penser qu'il s'agit d'un ictère catarrhal chronique. Il est à remarquer, en effet, que les signes de cachexie qui si souvent précèdent les cancers viscéraux et les annoncent avant qu'ils soient accessibles à nos moyens d'explorations, manquent presque toujours dans la première période de l'évolution du cancer biliaire, et l'amaigrissement qu'on remarque parfois est mis sur le compte, soit de l'ictère lui-même, soit des troubles digestifs.

L'ictère nous permettra donc d'éliminer un cancer de l'estomac. Bien différent de l'ictère pancréatique, dont la teinte bronzé olivâtre est caractérisée d'une lésion de ce dernier organe, il offre de grandes analogies avec les autres ictères chroniques.

Tout d'abord, l'hypothèse d'un calcul arrêté au niveau du cholédoque ou du canal cystique surgit naturellement à l'esprit, mais ici son apparition est excessivement brusque, la décoloration des fèces est constante et on ne trouve aucun signe de dilatation stomacale. D'ailleurs, a dit Alex, « même dans le cas où la sténose duodénale d'origine lithiasique s'est produite, les antécédents, la présence d'anciennes coliques hépatiques, la douleur avec prédominance au niveau de l'hypocondre droit suffiront amplement à faire le diagnostic ». Si l'on y ajoute la conservation de l'état général bien différent de l'aspect qu'offre un malade atteint de cancer, la réapparition de la coloration des fèces au bout d'un temps plus ou moins long, on pourra hésiter au début, mais bientôt le diagnostic viendra changer complètement le pronostic.

Ce sera surtout entre l'hypothèse d'un ictère catarrhal prolongé avec phénomènes généraux graves, avec une cirrhose hypertrophique biliaire qu'on pourra hésiter.

Mais la décoloration continuelle des fèces éliminera facilement l'hypothèse d'une cirrhose hypertrophique biliaire. Dans ce cas, la décoloration d'ailleurs sera rarement aussi complète. La présence de pseudo-coliques hépatiques, une tumeur plus ou moins localisée, la dilatation gastrique lèveront tous les doutes au sujet d'un ictère catarrhal ou d'une cirrhose. .

CHAPITRE V

IMPORTANCE DU DIAGNOSTIC
AU POINT DE VUE DU TRAITEMENT

Calot, dans sa thèse, préconise comme traitement du cancer de la visicule biliaire la cholécystectomie. Pour lui, les seules contre-indications de cette intervention sont : 1° la trop grande étendue des adhérences de la vésicule aux organes voisins : 2° l'occlusion du cholédoque dans le cas de tumeur organique, et alors le procédé à suivre consiste à faire une cholécystentérostomie. Pouvons-nous espérer que ce traitement puisse être appliqué à la forme que nous étudions? Hélas, nous n'osons l'espérer. Malgré le peu de tendance du cancer biliaire à se généraliser aux organes voisins, malgré l'absence de noyaux cancéreux dans le voisinage, toute intervention semble plutôt contre-indiquée.

Sans doute, une cholécystectomie faite au début pourrait donner quelques résultats. Mais pour qu'elle soit possible, il est évident qu'il faut avant tout l'intégrité des organes voisins. Or, comment pourrons-nous arriver à séparer, à rompre les adhérences si nombreuses et si serrées qui relient la vésicule au duodénum ? Ce serait certes une opération excessivement délicate et dangereuse pour les viscères voisins qui risqueraient à chaque instant d'être déchirés ou blessés au cours des manœuvres opératoires.

On ne peut compter beaucoup plus sur la cholécystentérostomie. Dans la forme qui nous occupe, en effet, cette opération permettrait bien au cours de la bile d'effectuer son parcours par un chemin détourné ; elle supprimerait les phénomènes d'empoisonnement biliaire, dus à l'obstruction du cholédoque, mais ne libérerait pas l'estomac et le duodénum. Ceux-ci resteraient toujours le siege d'une lésion capitale, dont la gravité est telle qu'elle domine ici tous les autres symptômes. D'ailleurs, il est excessivement rare que cette dernière opération soit possible. Le cancer biliaire peut quelquefois, mais c'est l'exception, être limité au cholédoque. Le plus souvent, c'est la vésicule qui est le siège de la lésion.

Bien que parfois elle soit excessivement petite, elle retentit néanmoins sur tout l'organe. Dans toutes nos observations, nous avons trouvé notés l'induration, l'épaississement des parois de la vésicule. L'état de ces parois ne permet certes pas d'espérer un résultat heureux, et le but qu'on se propose ne sera probablement pas atteint, car la cholécystentérostomie exige, pour qu'il y ait quelque chance de succès, l'intégrité des parois vésiculaires, la souplesse de ces parois. Si dans les cas de cancer du pancréas, de cancer de l'ampoule de Water, de calcul arrêté dans le cholédoque, en un mot dans le cas où il existe un obstacle quelconque au cours de la bile en dehors de la vésiculè, et ayant respecté l'intégrité des parois de cette dernière la cholécystentérostomie peut donner de bons résultats il n'en est pas de même dans le cas où la lésion a atteint la poche.

Il ne faudrait pas comparer une vésicule cancéreuse, dont les parois rétractées sont indurées, parsemées de noyaux cancéreux, à une vésicule distendue par suite d'un cancer du pancréas ou d'un calcul dans le cholédoque. Dans ce dernier cas, les parois sont saines et peuvent supporter facilement l'intervention. La vésicule reviendra sur elle même dès que la bile pourra s'éliminer par l'intestin et recouvrera alors toutes ses fonctions. Les phénomènes d'ictère disparaîtront immédiatement et le malade bénéficiera largement d'une opération. La vésicule atteinte de cancer est au contraire un organe dépourvu de ses qualités primordiales. Sa souplesse, nécessaire à son fonctionnement, sa vitalité indispensable pour une cholécystentérostomie ne permettent guère de compter sur un succès opératoire.

Nous avons rapporté deux observations où l'opération a été tentée.

L'exploration de la vésicule a fait renoncer immédiatement à toute sorte d'opération sur cette dernière.

Le traitement chirurgical, on le voit, est à peu près impuissant contre cette lésion. Il ne reste plus que le traitement médical qui n'a guère plus d'influence.

Calmer la souffrance, nourrir et alimenter le malade, soutenir ses forces, telles sont les indications que le médecin aura à remplir.

CONCLUSIONS

I. En dehors des formes cliniques du cancer de la vésicule biliaire habituellement décrites, et qui sont les formes hépatique et biliaire, il y a lieu de décrire des formes dont la physionomie clinique résulte de la compression par le néoplasme primitif d'un des organes creux du voisinage.

II. La plupart du temps, l'organe comprimé est l'intestin. Parfois il s'agit d'une portion de l'intestin plus ou moins éloignée du pylore : Les signes sont alors ceux d'un cancer intestinal, avec obstruction chronique.

III. Dans nos observations personnelles et dans l'immense majorité de celles qui ont été publiées, le segment de l'intestin comprimé ou adhérent était le duodénum qui, dans sa première portion infra-pylorique et sus-vatérienne est en rapport immédiat avec la vésicule.

IV. Le type clinique résultant de l'adhérence d'un cancer de la vésicule, à la première portion du duodénum a une physionomie bien spéciale qui résulte de la coexistence des signes ordinaires d'un cancer de la vésicule avec ceux de la sténose du pylore ; ceux-ci sont, dans la plupart des cas, tellement prédominants que le syndrome mérite le nom de forme pseudo-pylorique du cancer de la vésicule biliaire.

V. Par suite, le diagnostic est très difficile à faire avec le cancer du pylore ; toutefois la présence habituelle de l'ictère, le siège de l'induration, parfois perceptible à la palpation, le siège de la douleur et le caractère de pseudo-coliques hépatiques de quelques-unes de ces douleurs seront les principaux signes ajoutant à ce syndrome gastrique une note spéciale, appelant l'attention du clinicien sur la possibilité d'un néoplasme de la vésicule biliaire.

BIBLIOGRAPHIE

Alex, Thèse de Lyon 1896.

Ames, Primary carcinoma of the gall-blader. John Hopk. Hosp. Bull. London 1894.

Belcher, Case of cancer of the gall-blader and weighbouring tissues. (Dublin, Quaterly Journal of Medical Sciences 1861, tome XXXI.)

Bernard, Thèse Lyon 1898.

Bertrand, Thèse Paris 1878.

Bouveret, Traité des maladies de l'estomac.

Bron, Thèse Paris 1893.

Brouardel et Gilbert, Traité de médecine. Tome IV et V.

Burridge, Case of scirrhus of the gall-blader Proc. M. et S. London 1845.

Calot, Thèse Paris 1890.

Claisse, Société médicale des hôpitaux, 5 novembre 1897.

Courvoisier, Casuistisch-statistische Beiträge zur Pathologie und Chirurgie der Gallenwege. Leipzig, 1890.

Cyr, Traité pratique des maladies du foie. Paris 1887.

Denucé, Thèse d'agrégation, 1886.

Duplay-Reclus, Traité de chirurgie, tome V.

Durand-Fardel, Archives générales de médecine. 1840.

Freirichs, Traité pratique des maladies du foie. 1877.

Galliard, Presse médicale. 1895.

Grawitz, Charite, Annalen 1896.

Harley, Traité des maladies du foie. 1890.

Hauteville, Thése de Paris, 1873.

Hayem, Société médicale des Hôpitaux, 1895. Bulletin de l'Acad. de Méd., 1897.

Lancereaux, Traité des maladies du foie et du pancréas. Semaine médicale. 1887.

Lancet, London 1896.

Le Lionnais, Thèse de Paris, 1896.

Leroux, Bull. de la Soc. anat., 1879.

Marchais, Thèse de Paris, 1898.

Marklam, Trans. of Path, Soc. of London, 1857.

N. Moore, Trans. of the path. soc. of London, 1880.

Morin, Thèse de Paris, 1891.

Murchisson. Leçons cliniques sur les maladies du foie, 1887.

Pic (A.), Revue de médecine 1894; congrès de médecine de Nancy, 1896.

Poirier, Traité d'anatomie humaine.

Raynal, Thèse de Toulouse, 1893.

Rendu, Leçons de clinique médicale, 1880.

Riedel, Deutsch Arch. fur clin. Chir., 1888.

Rosenheim, Sténoses du pylore.

de Saint-Fusgier, Thèse de Paris 1897.

Sappey, Traité d'anatomie humaine.

von Schuppel, In Ziemsen's Handbuch, 1880.

Testut, Traité d'anatomie humaine.

Villard, Bull. de soc. anat. 1870.

Zenkel, Deutsch Arch. fur clin. med. 1889.

TABLE